AF578993

SUR LA

POSSIBILITÉ PRATIQUE DE CONSTRUIRE

DES

CANONS DE GRANDS CALIBRES

SCEAUX. — IMPRIMERIE DE MUNZEL FRÈRES.

SUR

LA POSSIBILITÉ PRATIQUE

DE CONSTRUIRE

DES CANONS

DE GRANDS CALIBRES

Susceptibles d'un long service continu à charges entières

PAR

DANIEL TREADWELL

Vice-président de l'Académie américaine, et ci-devant professeur Rumford à l'Université d'Harvard.

EXTRAIT DES MÉMOIRES DE L'ACADÉMIE AMÉRICAINE

Traduit en français par RIEFFEL.

PARIS

LIBRAIRIE MILITAIRE, MARITIME ET POLYTECHNIQUE

DE J. CORRÉARD

Libraire-éditeur et libraire-commissionnaire

RUE SAINT-ANDRÉ DES ARTS, 58.

1857

SUR LA

POSSIBILITÉ PRATIQUE DE CONSTRUIRE

DES

CANONS DE GRANDS CALIBRES

Susceptibles d'un long service continu à charges entières

Tout le monde reconnaît l'importance que doivent attacher les nations exposées à courir les hasards de la guerre, à avoir des canons plus puissants par leurs dimensions que ceux qui sont aujourd'hui en usage, et le problème de lancer avec ces plus forts canons des projectiles plus gros et plus lourds, à de plus grandes distances que celles qu'on a atteintes jusqu'ici, est en ce moment celui qui occupe le plus, en Europe, l'attention des hommes spéciaux, l'imagination des esprits inventifs. Notre âge a vu s'agrandir d'une manière remarquable tous les grands instruments de l'industrie humaine : nos vaisseaux, depuis une vingtaine d'années, ont doublé leurs dimensions et les machines à vapeur d'aujourd'hui, sont à celles du siècle précédent ce que sont, dans l'espèce humaine, les géants par rapport aux hommes de taille ordinaire, etc. Cependant, malgré l'unanimité des opinions sur le besoin de plus grandes machines de guerre, et nonobstant les essais tentés, en cent façons diverses, pour en construire, personne jusqu'ici n'a réussi à produire des bouches à feu essentiellement plus puissantes que celles qui étaient en usage au temps de Napoléon et de Wellington.

Je me propose, dans ce Mémoire, d'étudier les causes de ces insuccès, d'examiner l'action des forces actives et passives mises en jeu dans le tir des projectiles au moyen de la poudre ; et enfin, j'essaierai de montrer que nos canons actuels n'approchent pas des dimensions et de la puissance de ceux qu'il serait possible de construire.

J'ai dit qu'aucune amélioration essentielle n'avait été faite, de nos jours, dans les dimensions des bouches à feu. Je n'ignore pas cependant que les calibres ont été un peu augmentés, qu'ils ont été portés de 7 pouces (0 mèt. 178) à 8 et 10 pouces (0 mèt. 203 et 0 mèt. 254), et qu'il a été fait quelques canons à bombes du calibre de 12 pouces (0 mèt. 305). Mais je sais aussi que dans l'emploi de ces bouches à feu renforcées, les charges ont dû être à tel point diminuées, pour rester dans les conditions de la sécurité du service, que les vitesses initiales qu'elles procurent (à en juger par la faiblesse des portées obtenues) n'égalent pas celles de nos anciens canons de 42 (36 français). A l'égard des mortiers, ceux de 13 pouces (0 mèt. 33), qui existaient déjà du temps de Vauban, sont encore aujourd'hui les plus grands dont on fasse usage.

Mais arrivons à notre sujet. Les propriétés essentielles dont doit jouir toute matière à canon consistent, conjointement avec un certain degré d'inertie(1) nécessaire pour modérer l'étendue du recul, dans la *dureté* et la *ténacité;* et ce n'est qu'à raison de leur prééminence dans une bouche à feu que celle-ci peut l'emporter sur une autre au point de vue de la résistance. Ces deux propriétés existent à un haut degré dans le bronze et dans la fonte de fer, deux métaux qui, en fait, constituent à eux seuls toute la matière à canon aujourd'hui employée; car, bien qu'on ait fait divers essais pour introduire l'usage de l'acier et du fer forgé, j'ose dire, sans hésiter, qu'il n'existe pas dans le monde entier plus de vingt canons en service qui ne soient faits de bronze ou de fonte de fer.

La ténacité du bronze est généralement évaluée à 30,000 livres par pouce carré (2108 kil. par cen-

(1) Ce mot ne sera employé dans tout le cours de ce mémoire, qu'avec sa signification technique, c'est-à-dire comme exprimant la *force* de résistance que tout corps oppose à passer de l'état de repos à celui de mouvement, ou de l'état de mouvement à celui de repos; cette force a pour mesure, selon moi, le produit de la masse multipliée par le carré de la vitesse.

timètre carré) (1); ce qui veut dire qu'il faut un poids de 30,000 livres (13602 kil.) pour rompre, en la tirant dans le sens de sa longueur, une barre de bon bronze à canon de 1 pouce carré (6 cent. c. 451347) de section transversale. D'après la moyenne d'un grand nombre d'expériences, on adopte généralement le chiffre de 20,000 livres pour l'expression de la ténacité de la fonte de fer (1405 kil. par centimètre carré). Mais, afin de ne pas risquer d'évaluer trop bas la force de cette matière que les fabricants de bouches à feu ont trouvé le moyen de beaucoup améliorer depuis un petit nombre d'années, j'adopterai le chiffre de 30,000 livres par pouce carré (2108 kil. par cent. carré) comme pour le bronze, tout en reconnaissant qu'on ne peut pas compter avec autant de sécurité sur la constance de ce chiffre dans le cas de la fonte de fer.

A l'égard de la dureté, la fonte de fer l'emporte de beaucoup sur le bronze, ce qui lui donne un avantage décidé sur celui-ci dans le cas des très-

(1) Cette évaluation est entre 5 et 6 fois plus grande que celle qui est indiquée en moyenne dans l'aide-mémoire de l'artillerie. (Edition de 1844). Mais il y a cette différence dans la signification des deux chiffres différents, que tandis que celui de l'auteur exprime le poids qui détermine la rupture de la barre, celui de l'aide-mémoire (383 k. par centimètre carré) n'exprime que la limite du poids que la barre peut supporter *sans aucune altération permanente de sa ténacité*. Il y a lieu de faire une réflexion analogue à l'égard de l'évaluation donnée par l'auteur pour la ténacié de la fonte de fer.

(*Note du traducteur.)*

gros canons. Et, en fait, la fonte est devenue si exclusivement la matière employée toutes les fois qu'il s'agit d'objets de dimensions supérieures aux pièces de campagne (1), que je ne considérerai désormais qu'elle dans l'étude qui doit faire l'objet de ce Mémoire.

Avant d'entrer dans l'examen des effets de la poudre, il ne sera pas inutile de dire un mot sur la durée de son explosion. La combustion de la poudre est-elle instantanée? Cette question a été discutée, et des expériences ont été faites pour l'éclaircir, par M. Robins, par le docteur Hutton, par le comte de Rumford et par plusieurs autres, sans compter une commission spéciale de la Société royale de Londres (2). Si elle était instantanée, il est clair qu'au

(1) Cette assertion n'est vraie qu'à l'égard des nations étrangères. En France, le bronze est encore aujourd'hui exclusivement employé à la confection des bouches à feu des armées de terre. (*Note du traducteur.*)

(2) Sa solution n'a été complétée (autant du moins qu'elle est susceptible de l'être) que de nos jours, dans le beau travail présenté le 12 octobre 1835 à l'Académie des sciences de Paris, par M. le capitaine d'artillerie Piobert, sur lequel M. Poncelet a fait l'excellent rapport inséré dans les comptes-rendus d'août 1836. Depuis ce *temps*, *la théorie* de M. Piobert s'est propagée en France par les leçons données aux jeunes officiers à l'école d'application de Metz, par les rédactions lithographiées du cours d'artillerie de cette école, publiées en 1841 et 1846, enfin par la publication faite par M. Piobert lui-même, de son *Traité des propriétés et des effets de la poudre*. Chez Bachelier, Paris 1827.
(*Note du traducteur.*)

cune substance ne pourrait brûler plus rapidement qu'elle. Car l'instantanéité (dont la relation au temps est la même que celle du point à l'espace) ne saurait admettre de degrés ; ces deux mots n'exprimant qu'une idée, ou si l'on veut qu'une existence sans étendue, en sorte qu'il est impossible de dire de deux événements quelconques, que l'un a été plus instantané que l'autre, sans impliquer, par cela même, que l'un des deux, au moins, avait eu une certaine durée, c'est-à-dire n'avait pas été instantané. Or, plusieurs poudres fulminantes, et même le coton-poudre ou pyroxile brûlent incontestablement avec plus de rapidité que la poudre à canon. La combustion de celle-ci ne peut donc être instantanée, et nous pourrions nous en tenir à cette solution logique de la question ; mais comme cette solution, de même que beaucoup d'autres solutions logiques, n'ajoute que bien peu de chose à notre savoir, et vu la prodigieuse rapidité avec laquelle une grande masse de poudre brûle dans une enceinte fermée, nous sommes naturellement excités à aller au delà, pour chercher à nous rendre compte de la manière dont les choses se passent dans cette combustion, ou pour le moins, à découvrir les circonstances qui l'accompagnent. A cette fin donc, je rappellerai ici deux faits d'expériences qui permettent, je crois, d'indiquer la série des phénomènes dont elle se compose.

En premier lieu, le comte de Rumford a prouvé

que la déflagration des grains de poudre se fait lentement, ou que chaque grain demande un temps sensible pour se convertir entièrement en gaz ; et, en second lieu, diverses expériences faites en Angleterre et en Prusse ont montré qu'il n'y a pas de différence sensible dans la vitesse d'un projectile, soit que l'on mette le feu au milieu (*center*) de la charge, ou qu'on le mette à l'une ou à l'autre de ses extrémités, résultat contraire à ce qui devrait être si le feu ne se communiquait d'un grain à l'autre que successivement ; car puisque cette communication se fait dans les deux sens à la fois, elle devrait se parfaire en moitié moins de temps dans le premier cas que dans le second, et donner lieu dans le premier à une augmentation sensible de la vitesse du projectile. Je pense donc que les deux faits que je viens de rapporter justifient la théorie que je vais exposer de la manière dont les choses se passent pendant la durée de la production de la force (1). Lorsque le feu atteint la charge en pénétrant par le canal de lumière, les premiers grains

(1) On voit, par ce que dit ci-après M. Treadwell, qu'il paraît ignorer encore aujourd'hui l'existence du remarquable travail déja cité de M. le capitaine d'artillerie Piobert, qui, allant au delà de simples inductions vagues fournies par des expériences antérieures, *a mesuré expérimentalement la vitesse de combustion de la matière des grains de poudre*, et a fondé sur cette mesure une théorie de la combustion des charges des bouches à feu, nécessairement plus mathématique, plus développée que celle que trace ici M. Treadwell d'une manière superficielle. (*Note du traducteur.*)

touchés en sont enflammés ; le fluide chaud dégagé est poussé plus avant dans l'intérieur de la charge, et la combustion s'effectue successivement jusqu'à ce que la pression devienne assez grande pour condenser l'air contenu entre les grains au point d'y produire le degré de chaleur nécessaire pour allumer ces grains, lesquels alors se consument plus ou moins rapidement, selon qu'ils sont fins ou gros. Nous avons donc, en premier lieu, la combustion successive d'une petite partie de la charge ; puis, l'inflammation immensément rapide, quoique non instantanée de chacun des grains qui la composent ; et enfin la combustion de ces grains, laquelle ne s'accomplit pas non plus sans un certain temps. Il reste à la conception la tâche de lier ensemble ces divers événements successifs, dont chacun a son commencement, son milieu et sa fin, et qui, tous réunis, sont compris dans une période de $\frac{1}{400}$ de seconde (canon de 4 pieds de long, formule $t = \frac{s}{v}$) (1).

Après avoir familiarisé notre esprit avec ces considérations, nous pouvons aller plus loin, et y ajouter la combinaison de l'action connexe et simultanée du projectile, qui passe de l'état de repos à l'état de mouvement, et, dans celui-ci, par tous

(1) Dans cette formule s représente la longueur de l'âme, v la vitesse initiale du projectile, et t le temps en secondes. En supposant $v = 1{,}600$ pi. par 1″, $s = 4$ pi., il vient $t = \frac{4}{1600} = \frac{1}{400}$. (*Note du traducteur.*)

les degrés successifs de vitesse jusqu'à celle de 1600 pieds (488 mèt.) par seconde, qu'il atteint au moment de sortir du canon à la fin de notre période précitée (*historical periode*) de [illegible] de seconde.

La force expansive de la poudre à laquelle doit pouvoir résister la force de cohésion de la matière du canon, dépend en très-grande partie des circonstances qui président à sa combustion.

Le comte de Rumford a fait voir par ses expériences d'il y a 60 ans environ, que quand la poudre est contenue dans une capacité fermée dont elle occupe les deux tiers, la force qu'elle développe par sa combustion excède 10,000 atmosphères, ou 150,000 livres (320,034 kil.) pour chaque pouce carré (pour 6 cent. c. 451347) de surface ; et il estime que pour le cas d'une capacité tout à fait pleine de poudre grenée et restreinte à ces dimensions (*sic*) (1), la force développée s'élèverait à 50,000 atmosphères. Ma propre expérience, dans laquelle j'ai fait éclater un canon de fer forgé dont la ténacité m'était connue, me porte à croire que cette évaluation n'est nullement exagérée, bien que je sache qu'on incline généralement à la considérer comme excessive. Que si, au lieu de brûler dans un espace fermé, comme on vient de le dire, la poudre est libre de développer son fluide élasti-

(1) Il paraît probable que l'auteur a voulu dire *restreinte aux* dimensions employées dans les expériences de Rumford. (*Note du traducteur.*)

tique de quelque côté, la force exercée dans tous les autres sens se réduit aussitôt à fort peu de chose. C'est ainsi, par exemple, qu'une charge placée à nu au fond d'un canon sans boulet ni bouchon, ne produit contre les parois qu'une force tout à fait insignifiante ; ni plus ni moins que celle qui suffit à vaincre la résistance d'inertie de la charge elle-même, ou du fluide élastique qu'elle produit. Si nous pouvions dépouiller une charge de cette propriété de l'inertie, et la brûler dans un espace constamment vide, elle ne briserait pas même des parois formées de papier à gargousses, trouvant à s'échapper par l'une seulement de ses extrémités. D'après cela, on doit reconnaître que la poudre à canon est susceptible de manifester tous les degrés de force, depuis celle de 50,000 atmosphères environ, qui a lieu dans le cas d'une capacité fermée, jusqu'à zéro, qui répond à la double hypothèse d'une absence complète d'inertie et d'une combustion dans le vide indéfini.

Dans la pratique de l'artillerie, la résistance qui occasionne l'action exercée par la poudre contre les parois des bouches à feu, provient surtout de l'inertie du projectile, et la quantité dont cette inertie l'emporte sur celle de la poudre seule, nous permettra de négliger cette dernière dans les considérations qui vont suivre. Cela posé, et sans perdre de vue ce qui a été dit précédemment, comparons les effets de la force de la poudre selon qu'elle s'exerce dans un petit et dans un grand canon.

C'est une chose bien connue que si un cylindre creux de 2 pouces de diamètre, par exemple, et ayant des parois de 1 pouce d'épaisseur, supporte une pression de 1,000 livres par pouce carré, un autre cylindre de même matière que le premier, et de 10 pouces de diamètre, supportera le même nombre de livres au pouce carré, pourvu que l'on augmente la force de ses parois dans la même proportion, c'est-à-dire si on les fait de 5 pouces d'épaisseur. Une section transverse de ces cylindres présentera des aires proportionnelles aux carrés de leurs diamètres, et si la pression est produite par le poids de pistons, comme dans la presse hydrostatique, ces poids devront être proportionnels aux carrés des diamètres, ou comme 4 est à 100.

Appliquons ce raisonnement à deux canons de différents calibres, et considérons un cas extrême. Supposons l'un d'eux du calibre de 2 pouces, et l'autre du calibre de 10 pouces, les parois ayant des épaisseurs respectivement égales aux calibres. Pour que la poudre puisse développer la même force sur l'unité de surface, ou par pouce carré, dans l'un et dans l'autre, il faudrait que l'inertie des projectiles fût proportionnelle aux carrés des diamètres respectifs; autrement dit, il faudrait que l'un de ces projectiles fût vingt-cinq fois plus lourd que l'autre. Mais les boulets ayant l'un 2, l'autre 10 pouces de diamètre, pèseront respectivement 1 livre et 125 livres, puisque les poids sont proportionnels aux cubes des calibres (1). Il suit de là que chaque pouce de poudre aura à vaincre cinq fois plus d'inertie dans le grand canon que dans le petit; ce qui produit un état des choses précisément semblable à ce qui aurait lieu dans le petit canon si on le chargeait de 5 boulets au lieu d'un seul (2). Sans doute l'effort exercé par 5 boulets sur la pièce n'est pas cinq fois aussi grand que celui qu'un seul boulet y exerce, toutefois, il n'y a pas à douter, selon moi, que les efforts produits par différents poids des projectiles ne soient dans un rapport équivalent à celui des racines cubiques des poids respectifs (3). Cela donnerait, dans notre exemple,

(1) L'auteur part ici tacitement de ce fait bien connu dans les pays qui font usage du pouce et de la livre, qu'un boulet de fonte de 2 po. de diamètre pèse 1 liv. très-approximativement. *(Note du traducteur.)*

(2) Un coup d'œil sur la figure 1 (pl. 1re) servira à faire comprendre ce que nous venons de dire. Les deux cylindres A et B, construits dans les proportions de 1 à 5, résisteront à une égale pression hydrostatique, et les poids ou pistons *a* et *b* dont ils sont chargés seront soutenus en équilibre sur l'eau, s'il existe entre eux une libre communication par l'intermédiaire d'un tuyau *d*. Mais si dans le grand cylindre nous substituons le boulet *c* au piston *b*, nous devrons mettre 5 boulets dans le petit cylindre A à la place du piston *a* pour y équilibrer la pression de *c*.

(*Note de l'auteur.*)

(3) Hutton a conclu de ses expériences que les vitesses

un accroissement dans le rapport de 1 à 1,71, ce qui veut dire que l'effort supporté par les parois du canon de 10 pouces serait de 71 pour cent plus grand que l'effort supporté par le canon de 2 pouces.

Mais le raisonnement et la comparaison que nous venons de faire ne présentent pas l'état complet des choses, car l'un et l'autre supposent que les charges de poudre, dans les deux exemples,

de boulets de poids différents, tirés avec des charges égales de poudre, étaient inversement proportionnelles aux racines carrées de leurs poids, et le capitaine Mordecai, a tiré la même conclusion de ses propres expériences, ainsi qu'on peut le voir dans l'excellent livre où il les décrit. Cela revient à dire qu'il n'y a aucun accroissement à la force de la poudre, et doit être impossible. En comparant moi-même leurs expériences, et calculant les forces développées par des charges égales de poudre avec des boulets de poids différents, je trouve que les forces sont presque exactement proportionnelles aux racines cubiques des poids des boulets. Ainsi dans les expériences d'Hutton avec des boulets de 1 liv., 2 et 2 liv., 9, les vitesses ont été de 973 et de 749, ce qui donne des forces presque exactement proportionnelles aux racines cubiques de 2, 9 et de 1, 2. Les expériences du capitaine Mordecai avec des boulets de 4 liv., 42 — 9 liv., 28 et 21 liv., auxquels correspondent les vitesses 2696, 2150 et 1520, indiquent toutes par le calcul des forces très-approximativement proportionnelles aux racines cubiques des poids respectifs des boulets. Chacun sait qu'avec les fusils de chasse un faible accroissement dans le poids de la balle augmente sensiblement la répulsion, et l'effort supporté par le canon. Cela, d'ailleurs, est si généralement admis par les officiers d'artillerie, qu'il est d'usage dans l'épreuve des pièces, de mettre deux ou plusieurs boulets sur la charge au lieu d'augmenter la quantité de poudre. (*Note de l'auteur.*)

sont proportionnelles aux carrés des diamètres des projectiles, ou bien que les gargousses du canon de 2 po. et du canon de 10 po. sont de la même longueur. Dans cette hypothèse, en admettant que la charge du petit canon fût de $\frac{1}{3}$ de livre, on n'aurait que 8 livres $\frac{1}{3}$ pour la charge du grand, c'est-à-dire $\frac{1}{15}$ seulement du poids du boulet. La vitesse résultant d'une pareille charge ne produirait ni portée ni effet pratique, et pour obtenir l'une et l'autre, c'est-à-dire une vitesse de 1,600 pieds (488 mèt.) par seconde, il faudrait de deux choses l'une, savoir : ou augmenter la force impulsive dans toute la longueur du canon dans la proportion de 5 fois celle qui est nécessaire pour le petit canon ; ou bien, la force restant la même, il faudrait la faire agir dans un espace 5 fois plus long. Ni l'une ni l'autre de ces deux conditions ne peut être remplie en pratique. Cependant en augmentant tout à la fois la charge et la longueur de l'âme, on peut arriver au résultat désiré dans les limites que nous considérons. Ainsi, en doublant la longueur du grand canon, et faisant sa gargousse 5 fois plus longue, ce qui revient à augmenter son poids de 8 liv. $\frac{1}{3}$ à 41 liv. $\frac{2}{3}$, ou peut-être (à cause de la diminution proportionnelle du vent et d'une moindre perte de la chaleur développée) se contentant d'une charge de 30 à 35 livres, nous pourrons obtenir la vitesse entière de 1,600 pi. (488 mèt.) par seconde. Mais cela ne laisse pas encore que d'ajouter énormément à l'effort supporté par le canon.

Il n'est pas évident, au premier abord, qu'une augmentation de la charge doive augmenter la tension du fluide élastique qu'elle produit, lorsque la capacité qui la renferme augmente dans la même proportion. Qu'un tube à vapeur de 1 pied de long supporte la pression d'une quantité donnée de vapeur, à une température donnée, un tube de 2 pieds de long, de même épaisseur et de même diamètre que le premier, supportera la pression produite par un poids double de vapeur sortant de la même chaudière. Pourquoi donc, dira-t-on, la pression exercée sur un canon augmenterait-elle par suite d'une augmentation de la longueur de la gargousse? La différence dans les deux circonstances nous paraît être la suivante : Dans le cas de la vapeur, la pression a lieu comme dans une capacitée formée; dans celui de la poudre, la tension dépend du mouvement du boulet pendant la durée du développement du fluide. Or, que la charge soit grande ou faible, le mouvement de boulet commence dans les deux cas avec une même vitesse, lorsque la pression est la même, et avant l'entière combustion de la charge; mais avec la grande charge, la formation du fluide est plus rapide, tandis que l'accroissement de la capacité qui résulte du mouvement du boulet est à peu près le même dans les deux cas. Cela détruit, la proportion entre les dimensions des deux capacités, et la tension doit augmenter plus rapidement et devenir plus grande dans le cas de la grande charge. La nature compliquée de la question ne permet pas d'assigner la loi de cet accroissement avec un certain degré d'exactitude, mais nous pouvons, je crois, conclure de l'augmentation de vitesse du boulet, et de plusieurs autres effets, que l'effort exercé sur le canon par différentes charges de poudre, dans les limites ordinaires, ne doit pas différer essentiellement de celle qui se déduit de la loi de proportionnalité aux racines carrées des charges (1) Si donc, dans l'exemple que nous considérons, nous augmentons la charge en la portant de 8 liv. ½ à 32 livres, l'effort sur le canon augmentant dans le

(1) Hutton admet que les vitesses des boulets sont proportionnelles aux racines carrées des charges ; et les expériences du capitaine Mordecai, bien que donnant les vitesses des grandes charges un peu au-dessous de ce rapport, ne le contredisent pas positivement. Cela assigne aux charges un effet ou puissance, c'est-à-dire un produit de la pression multipliée par l'espace, qui est directement proportionnel à la charge. Or ce résultat ne peut être uniquement dû, dans le cas des grandes charges, à la continuité de la pression pendant la dernière partie du parcours du boulet dans l'âme, bien qu'il puisse provenir en grande partie de cette source ; mais il doit y avoir un grand accroissement de la tension du fluide pendant les premiers instants du mouvement du boulet, et un égal accroissement de l'effort supporté par le canon. Il me semble que l'hypothèse indiquée plus haut et le rapport de force assigné ici à des charges différentes sont en parfait accord avec ces expériences et d'autres.

(Note de l'auteur.)

rapport des racines carrées de ces nombres, sera porté de 2,88 à 5,65, ou de 1 à 1,96. Et comme nous avons déjà augmenté l'effort sur le canon, par l'accroissement du poids du boulet, dans le rapport de 1 à 1,71, nous aurons, en multipliant ces deux rapports ensemble, un accroissement total dans le rapport de 1 à 3,35. Cela veut dire que si, dans les conditions indiquées, nous chargeons un canon de 2 po. de calibre avec son boulet et ¼ de livre de poudre, et un canon de 10 po. de calibre avec son boulet et 32 livres de poudre, l'effet sur chaque pouce carré de la surface de l'âme sera 3,35 fois plus grand dans le grand canon que dans le petit ; alors qu'en même temps, si les épaisseurs des parois de l'un et de l'autre sont proportionnelles au diamètre des calibres respectifs, le grand canon sera incapable de supporter une plus grande pression au pouce carré que le petit. Même à la charge de 12 livres de poudre, l'effort exercé sur le grand canon devrait être plus que double de celui que supporterait le petit chargé au ¼ du poids de son boulet.

Je ne crois pas que l'examen auquel je viens de me livrer présente les difficultés à surmonter dans la question de l'agrandissement des calibres des canons, comme plus grandes qu'elles ne le sont en réalité ; et, bien que les résultats auxquels je suis arrivé se rapportent à des cas extrêmes, et qu'on puisse objecter contre eux qu'ils ne se fondent que sur de simples déductions, toujours est-il que ces déductions ont été légitimement tirées des expériences les plus accréditées. Que faire donc pour obtenir des pièces la résistance dont elles ont besoin? Répondra-t-on qu'on y arrivera par un accroissement d'épaisseur? Mais ici, sans nous arrêter à examiner les objections ordinaires tirées du grand accroissement des dimensions et du poids qui en résulteraient, nous ferons remarquer qu'aucun accroissement dans les épaisseurs ne saurait jamais augmenter la résistance au degré suffisant pour compenser l'accroissement de force. Pour justifier cette assertion, j'ai besoin de réclamer l'attention pour un nouvel examen quelque peu approfondi.

M. Pierre Barlow a publié, il y a une trentaine d'années, dans les *Transactions de la Société des ingénieurs civils*, un mémoire sur la presse hydrostatique, où il a fait voir que les cylindres creux d'une même matière n'augmentent pas en force de résistance, proportionnellement aux augmentations de leurs épaisseurs; et que la loi d'accroissement de leur résistance est telle que quand leur épaisseur devient considérable, la résistance reste énormément au-dessous de celle qui se déduit de la proportionnalité aux épaisseurs. M. Barlow a développé son raisonnement par la voie analytique. Je ne le suivrai pas dans cette méthode, mais je vais essayer de faire connaître les principes physiques du problème tels qu'il les a exposés, sous une forme plus accessible à l'intelligence de tous (1). (2) A cet effet, supposons que la figure 2 (planche 1re) représente la section transversale d'un cylindre

(1) On trouvera le mémoire de M. Barlow dans le tome 1er des *Transactions de la Société des ingénieurs civils*, ainsi que dans l'*Encyclopedia metropolitana* et dans le *Traité sur les manufactures de la Grande-Bretagne*, page 326.

(*Note de l'auteur.)*

(2) Ce que dit ci-après l'auteur touchant le mode de résistance des cylindres creux satisfera probablement peu de lecteurs français. Nous doutons, par exemple, qu'il y en ait de disposés à admettre l'hypothèse de l'invariabilité de l'aire de la section transverse des parois, avant et après l'extension qu'elles prennent par l'effet d'une pression normale intérieure, hypothèse servant de base aux calculs par lesquels M. Treadwell entreprend de prouver que les allongements spécifiques transversaux produits par une telle pression vont en diminuant de l'intérieur à l'extérieur. Non seulement cette hypothèse est tout à fait gratuite et répugne à l'esprit, mais elle est en contradiction, d'une part avec les expériences de M. Caguiard-Latour, desquelles il résulte que les corps allongés pas la traction *augmentent de volume;* d'autre part avec la théorie mathématique de ces phénomènes donnée par Poisson, laquelle conduit au même résultat, et en donne la mesure.

En second lieu, M. Treadwell fait ici la résistance transversale des parois des cylindres creux inversement proportionnelle aux carrés des rayons de ces parois. Or en France on admet que dans l'état d'équilibre la tension des parois, et par conséquent la résistance qu'elles opposent à leur allongement et à la rupture, est directement proportionnelle à la première puissance du rayon. Il est d'ailleurs à remarquer que M. Treadwell admet lui-même implicitement cette théorie dans d'autres endroits de son mémoire, notamment dans ce qu'il dit (page 11) à l'occasion des épaisseurs à donner à deux cylindres creux de différents diamètres, soumis à une même pression intérieure; et (page 31) à l'occasion de la

creux, tel que serait un canon ; A étant l'âme que nous ferons de 10 pouces de diamètre, et B le corps supposé aussi de 10 pouces d'épaisseur.

Concevons que ce cylindre soit distendu par la pression d'un fluide intérieur jusqu'à porter le diamètre de son âme à 20 pouces, comme dans la fig. 3; l'accroissement du diamètre extérieur se réduira à le porter à 34 po. 641. En effet, dans la figure 2, le diamètre extérieur est de 30 pouces et correspond à une aire de $30^2 = 900$ pouces circulaires (1). En retranchant de ce nombre l'aire de la section de l'âme, $10^2 = 100$ pouces circulaires nous aurons 800 pouces circulaires pour l'aire de la section du corps de la pièce. Cela posé, comme après la distension, l'aire de la section de l'âme devient $20^2 = 400$ pouces cir-

différence de résistance d'un même cylindre creux, dans le sens transversal et dans ce sens longitudinal.

Néanmoins, et malgré les objections que l'on peut élever contre les considérations mathématiques par lesquelles M. Treadwell cherche à faire valoir son nouveau système de fabrication, nous pensons qu'au fond et par d'autres raisons tirées non-seulement d'une meilleure théorie mathématique, mais surtout de considérations physico-chimiques, ce nouveau système est assez rationnel et assez bien étudié dans la manière de l'appliquer, pour mériter l'attention des praticiens. *(Note du traducteur.)*

(1) Le mot *pouce circulaire* est employé ici par abréviation, pour exprimer la surface d'un cercle dont le diamètre est 1 *pouce*, c'est-à-dire pour exprimer une surface égale à $\frac{\pi}{4}$ pouces carrés, en représentant par π, suivant la notation habituellement reçue en France, le rapport de la circonférence au diamètre. *(Note du traducteur.)*

culaires, et que la section du corps conserve la même étendue en surface qu'elle avait avant, c'est-à-dire 800, nous aurons $800 + 400 = 1200$ pouces circulaires pour l'aire du cercle extérieur et $\sqrt{1200} = 34,641$ pouces pour son diamètre. Or, avant la distension, la circonférence de l'âme était égale à $10 \times 3,141 = 31,41$ et la circonférence extérieure du corps égale à $30 \times 3,141 = 94,23$; après la distension, la première est devenue $20 \times 3,141 = 62,82$ et la deuxième $34,641 \times 3,141 = 108,81$. Il suit donc de là que chaque pouce de la paroi intérieure (mesuré dans le sens de la circonférence) sera devenu 2 pouces, tandis qu'à la circonférence extérieure, l'extension n'aura eu lieu que dans le rapport de 92,23 à 108,81, ou de 1 à 1,155, c'est-à-dire n'aura été que de moins de $\frac{1}{6}$ de la longueur primitive.

J'ai considéré un cas de distension extrême, afin de mettre dans un plus grand jour les conditions physiques du problème. Mais il en résulte, cet effet de donner de moindres différences, entre les rapports des allongements extérieur et intérieur, que celles qui ont lieu quand on considère des distensions prises dans les limites de la pratique pour le cas de cylindres de fer. Si, pour le même cylindre que ci-dessus, on fait la distension de l'âme égale à ce qu'elle peut être en pratique, à l'instant même qui précède la rupture, savoir $\frac{1}{1000}$ de la longueur primitive, on trouve que la distension extérieure n'est que de $\frac{1}{2}$ de la distension de la paroi intérieure ; et si on ne considère qu'une distension infiniment petite, la différence n'est plus que de $\frac{1}{2}$ exactement. Or, on sait que pour la plupart des corps, et entre autres pour le fer, les allongements qui ont lieu sous des efforts maintenus dans les limites de la force élastique, sont exactement proportionnels aux forces de traction. Donc, pour un cylindre de fonte de fer, tel que celui que j'ai décrit, la paroi de l'âme sera désagrégée, ou tendue au delà des limites de son élasticité, à l'instant où l'extérieur ne subira encore que $\frac{1}{2}$ de l'effort qu'il est capable de supporter. Pour un cylindre plus épais que celui que nous avons considéré, l'effort supporté par la portion extérieure serait moindre encore ; et ne serait par exemple dans le cas d'une épaisseur double que de $\frac{1}{3}$ de celui dont serait capable la paroi intérieure, au moment de sa rupture. Il va sans dire qu'une fois la rupture de la paroi intérieure opérée, celle de toutes les parties consécutives jusqu'à l'extérieur se ferait successivement, sans aucune augmentation de l'effort.

La loi de la diminution de la force de résistance peut s'établir ainsi qu'il suit : Concevons notre cylindre comme composé d'un grand nombre d'anneaux concentriques placés les uns dans les autres. Les résistances respectives de ces anneaux à une même force dilaniatrice quelconque seront entre elles dans le rapport inverse des carrés de leurs diamètres (1). Guidés par ces lois incontestables de la résistance, nous ne pouvons manquer de reconnaître l'impossibilité d'augmenter la force des canons de fonte de fer, d'une manière quelque peu efficace, par la simple augmentation de leur épaisseur au delà de celle qu'on leur donne aujourd'hui (2).

(1) Soit un cylindre composé de 41 anneaux concentriques d'une même épaisseur, disposés et exactement ajustés les uns dans les autres, de telle sorte que dans chacun d'eux les particules soient en parfait équilibre entre elles, le diamètre du plus grand étant supposé égal à 5 fois celui du plus petit. Dans ces hypothèses les forces de tous ces anneaux, pour résister à la distension, seront données, en commençant par l'anneau intérieur, par les nombres suivants :

1,000	250	111	62
826	225	104	59
694	207	98	56
591	189	92	54
510	174	87	51
444	160	82	49
391	148	77	47
346	137	73	45
309	128	69	43
277	119	65	41
			40

La vue de ces nombres mettra, je crois, en pleine évidence l'impossibilité qu'il y a d'obtenir aucun accroissement essentiel de la résistance des canons par le seul moyen d'une augmentation de leurs épaisseurs. *(Note de l'auteur.)*

(2) Je laisse de côté la considération d'une autre source de faiblesse, qui dérive de l'inégalité du retrait des objets coulés. Le refroidissement de ces objets s'opérant de l'extérieur à l'intérieur : il en résulte que le métal se solidifie à l'extérieur alors qu'il est encore liquide à l'intérieur, et que

Maintenant, pour obvier à la grande cause de faiblesse dérivant des conditions ci-dessus développées, et obtenir dans les canons, autant qu'il est

lorsque l'intérieur se solidifie à son tour, la couche solide plus froide qui l'entoure circonscrit un plus grand espace que celui que tend à occuper la fonte liquide qui le remplissait primitivement. L'équilibre est donc rompu entre les particules obligées de rester dans un état de dilatation forcée, c'est-à-dire, contraire à celui qui répond au maximum de la force de cohésion. Mais les causes de faiblesse des canons qui dérivent des considérations présentées dans le texte, sont tellement prépondérantes, que celle que je viens d'indiquer ici s'annule en quelque sorte devant elles, et que je ne l'aurais pas mentionnée si ce n'eût été en vue de prouver que je la connais comme doit naturellement le faire quiconque s'occupe pratiquement de la question (*).

(*Note de l'auteur.*)

(*) La cause physique signalée par l'auteur dans la note ci-dessus, n'est pas particulière à la fonte de fer, et même son importance, en tant que susceptible de nuire à la résistance des objets coulés, est moindre dans le cas de cette matière (je parle de la fonte grise) que dans celui de tout autre métal, à cause du très-grand accroissement de volume qu'elle prend au moment de passer de l'état liquide à l'état solide, accroissement de volume qui a naturellement pour effet de remplir au moins en partie le vide que tend à laisser la fonte liquide en se refroidissant jusqu'au terme de sa solidification. Faisons remarquer, de plus, que l'auteur n'a rien dit dans sa note qui tende à prouver que cette cause ait plus d'influence pour altérer la fonte des très-gros canons, qu'elle n'en a pour altérer celle des moindres, ce qui eût pourtant bien été le cas de le faire, s'il y avait eu lieu, à raison de l'objet tout particulier de son mémoire. Mais il est une autre cause physique, essentiellement liée à la grandeur des masses coulées, dans laquelle doit résider, si je ne m'abuse, la principale difficulté de faire de très-gros canons en fonte de fer aussi résistants que les moindres. Cette autre cause consiste dans le changement qui s'opère dans la nature même de la fonte de fer, lorsque son passage de l'état liquide à l'état solide se fait très-lentement. Pendant long-

possible de le faire, la force du fer forgé à la place de celle du fer coulé, je propose le mode de fabrication que je vais décrire.

temps on a pu faire des canons avec des fontes qui ne différaient guère de celles qui servent au coulage de toutes sortes de menus objets. C'était lorsque les bouches à feu se coulaient encore à noyau, et que l'on n'en faisait pas de calibres supérieurs à celui de 36 ; ou bien encore alors que les cheminées des fourneaux de réduction ou de fusion n'avaient pas les hauteurs considérables qu'on leur a données depuis, et qui sont cause que la fonte acquiert dans ces fourneaux une température beaucoup plus élevée que par le passé. L'expérience a fait voir, de nos jours qu'il était nécessaire, dans les nouvelles conditions de la fabrication, pour n'en pas obtenir que des canons en fonte bourrue, sans ténacité, de n'employer avec nos fourneaux à réverbère actuels que des fontes beaucoup plus claires qu'autrefois, et tellement claires au sortir des fourneaux, que lorsqu'on s'en sert pour couler de petits objets, ceux-ci manquent totalement de résistance, sont en revanche très-durs, et montrent à la cassure une texture cristalline, brillante, sans mélange de grain ; tandis que coulée dans les moules de bouches à feu, elle contracte, par suite de la lenteur de son refroidissement, une bonne ténacité, et montre à la cassure un grain plus ou moins gris, sans mélange de parties cristallinis. Guidé par ces observations, il me paraît probable que pour obtenir des canons de fonte de fer plus gros que ceux dont on se sert aujourd'hui, et qui soient capables d'une bonne résistance, il conviendrait de porter son attention sur l'un ou l'autre des moyens suivants :

1° Faire de nouvelles études sur la nature des mélanges de fontes de première fusion, et de fontes déja une ou plusieurs fois refondues, pour en composer le chargement des fourneaux spécialement destinés à la coulée de très-grosses bouches à feu.

2° Suivre les mêmes errements pour la composition des chargements de fourneaux dans le cas de très-grosses boubouches à feu qu'on le fait aujourd'hui pour les autres, mais aviser à quelque moyen convenable d'accélérer le refroidissement dans les plus gros moules. Je hasarderai ici d'en indiquer très-sommairement deux qui me paraissent mériter d'être essayés. Le premier consisterait à placer dans l'axe

On coulerait d'abord en fonte de fer, comme on le fait aujourd'hui, un corps de canon contenant la culasse et le métal où serait forée l'âme, mais avec des épaisseurs autour de celle-ci de la moitié seulement du calibre. J'entoure ensuite ce corps de

des moules une tige tronconique de fonte de fer, d'un diamètre un peu moindre que le calibre, à sa base répondant un peu au-dessus du fond de l'âme, et finissant presque à rien dans l'intérieur de la masselotte. Des expériences d'essai devraient être dirigées en vue de reconnaître les meilleures dimensions à donner à ces tiges, et les meilleurs moyens à employer pour les tenir en place dans les moules. Il va sans dire qu'elles devraient être d'une seule pièce, sans joints aucuns ni cavités quelconques capables de contenir de l'air pouvant donner lieu à des soufflures dans la coulée. Ces tiges seraient enlevées par le forage.

3° Le second moyen d'accélérer le refroidissement des très-grosses masses de fonte coulée, consisterait a augmenter beaucoup l'épaisseur des chassis de moulage, notamment dans toute la partie postérieure aux tourillons, avec l'attention toutefois de faire diminuer graduellement cette épaisseur de bas en haut, pour que la solidification et le refroidissement eussent lieu dans le même sens.

4° Suivre le procédé proposé par M. Treadwell, et décrit dans le texte, procédé consistant essentiellement à couler d'abord un corps de canon d'une épaisseur moitié moindre de celle que devrait avoir le canon fini (épaisseur suffisante pour résister à toute rupture dans le sens transversal), et à composer le surplus de viroles de fer forgé, vissées sur la surface de la partie en fonte, et sur elles-mêmes, etc. Seulement je ferai remarquer qu'il me paraîtrait superflu de mettre des viroles en fer forgé dans la partie antérieure aux tourillons, sauf à donner à la fonte de cette région de la pièce les diamètres que celle-ci devrait y avoir. On gagnerait à cette manière de couler la partie en fonte d'éviter une cause importante de mauvaise fabrication, celle qui tient à la diminution du diamètre intérieur des moules de bas en haut.

5° Enfin, au besoin, avoir recours à une combinaison de deux ou de trois des méthodes ci-dessus indiquées.

(*Note du traducteur.*)

viroles ou manchons de fer forgé, en une, deux, ou plusieurs couches superposées. Chacune de ces viroles est taraudée à l'intérieur, ou en écrou, pour pouvoir se visser sur un taraudage correspondant de l'extérieur du corps en fonte d'abord, et ensuite des viroles des premières couches. On donnerait à ces viroles des diamètres intérieurs un peu moindres de $\frac{1}{1000}$, par exemple, que celui des parties qu'elles devraient embrasser. On les chaufferait alors pour les dilater, et on les visserait en place dans cet état de dilatation, afin que le retrait qu'elles prendraient en se refroidissant leur fît exercer une certaine compression, d'une part, sur le corps du canon, d'autre part, sur les viroles sous-jacentes. Cette compression devrait être réglée de telle sorte que la pièce étant soumise au maximum d'effort qu'elle serait appelée à supporter, le corps en fonte et l'ensemble des couches superposées de viroles éprouvassent simultanément l'extension correspondante à ce maximum d'effort, et par là concourussent toutes pour leur part à y résister.

Il peut paraître difficile, à la première vue, de donner aux manchons les dimensions requises pour produire la compression nécessaire. Cette crainte serait fondée si les manchons devaient être faits en fer coulé, ou d'une matière quelconque non susceptible d'allongement permanent sensible au delà des bornes de sa ténacité. Mais il n'en est pas ainsi du fer forgé, ni de tous les autres corps malléables, qui peuvent, longtemps avant de rompre, s'allonger beaucoup au delà de leur force élastique, et cela sans être affaiblis (*without being weakened*)? D'après cela, on pourra sans crainte diminuer au-dessous de leur juste mesure les diamètres intérieurs des viroles, sûr que l'on sera que leurs molécules s'arrangeront d'elles-mêmes sous l'effort de traction qu'elles subiront pendant le retrait, sans aucun préjudice pour leur résistance (*without the least injury*) (1). D'après cette remarque, il sera bon, en pratique, de faire la différence entre les diamètres intérieurs des

(1) Nous ne saurions partager entièrement, à cet égard, la confiance de M Treadwell, parce que nous sommes convaincu que tout allongement permanent du fer forgé au delà des limites de sa force élastique primitive, détermine un affaiblissement de cette force élastique et de la ténacité qu'il conserve. A l'appui de cette opinion, nous pouvons citer une expérience directe faite autrefois par nous-même. Dans cette expérience, après avoir fait forger par un seul et même ouvrier, et avec le même fer, 12 mailles de chaîne, on les a fait chauffer toutes les 12 de la même manière jusqu'au rouge, et dans cet état, on en a laissé refroidir 6 librement sur une enclume, tandis que les 6 autres avaient été remises, pour s'y refroidir sur le mandrin en fer, de forme un peu conique, sur lequel elles avaient été fabriquées et qu'elles embrassaient étroitement au point où elles s'y étaient arrêtées, de manière à éprouver un certain obstacle irrésistible à leur retrait. Les 12 mailles ayant ensuite été soumises l'une après l'autre à la rupture, au moyen d'un seul et même appareil, il est arrivé que les 6 mailles refroidies librement ont, en moyenne, mieux résisté que les 6 qui avaient été gênées dans leur retrait.

(Note du traducteur.)

manchons et ceux des parties qu'ils doivent embrasser, beaucoup plus grande que $\frac{1}{1000}$ de ces diamètres. La condition de fixer les manchons en leurs places au moyen du vissage, ou par quelque autre moyen équivalent, est absolument nécessaire, non-seulement en vue d'ajouter à la force de résistance du corps en fonte contre la rupture transversale, mais encore pour empêcher les manchons de se déranger à toutes les secousses produites par le tir. Je sais par expérience que le vissage est un moyen efficace d'obtenir ce résultat. Il va sans dire que les tourillons devraient être soudés à la forge sur l'un des manchons, et que ce manchon-porte-tourillons devrait être arrêté d'une manière invariable (*must be splined*), pour l'empêcher de tourner par les effets de la répulsion. Il conviendrait également d'insérer de petites éclisses (*small splines*) sous chaque manchon (*under every hoop*). Enfin, il serait avantageux de faire les filets des écrous sensiblement plus fins que ceux des vis, afin que, par le retrait, les manchons intérieurs se touchent par leurs extrémités (1).

Dans un canon fait comme on vient de le dire, il est aisé de voir que la résistance à la rupture trans-

(1) J'ai cru devoir traduire littéralement cette dernière phrase, quoique je ne la comprenne pas nettement de cette manière. Pour éviter tout long commentaire à cet égard, je donne ici textuellement la phrase originale : *It will, moreover, be advantageous to make the threads of the female screws sensibly finer than those of the male, to draw, by the shrink, the inner rings together endwise. (Note du traducteur.)*

versale repose essentiellement sur le corps en fonte de fer, bien que les viroles de la couche extérieure aient aussi un peu à supporter l'effort qui tend à la produire, par suite de leur position à joints croisés sur les viroles intérieures. Mais si l'on a donné au corps une épaisseur égale à la moitié de celle que doit avoir la pièce entière, cette épaisseur suffira à la résistance, abstraction faite de tout surcroît de force provenant des manchons. Ceci résulte d'un principe que je crois avoir été le premier à publier en 1845, dans un mémoire sur des canons en fer forgé et acier. Comme je ne puis, en ce moment, présenter ce sujet sous une meilleure forme que celle sous laquelle je l'ai présentée alors, je vais citer le passage qui y est relatif (1) :

(1) Le mémoire auquel l'auteur renvoie ici a été traduit en français, en 1848, sous le titre de *Notice succincte sur un canon perfectionné, et sur les procédés mécaniques employés à sa fabrication.* (Chez Corréard, à Paris, rue Christine, n° 1, aujourd'hui rue Saint-André-des-Arts, n° 58).

Je ferai remarquer que l'auteur se trompe en croyant avoir été le premier à publier le principe de la grande différence de résistance des cylindres creux à la rupture transversale et à la rupture longitudinale. Non-seulement ce principe est parfaitement démontré et appliqué à l'artillerie dans les rédactions lithographiées du cours d'artillerie (déja mentionnées dans notre note de la page 6) fait depuis 1835 à l'école d'application de Metz, d'après les cahiers de M. le capitaine Piobert ; mais avant même ce cours, il était déja connu en France, au moins pour le cas d'une épaisseur infiniment mince du cylindre, cas pour lequel le rapport de la résistance dans le sens des arêtes à celle qui a lieu dans le sens des sections transversales est celui de 1 à 2, s'il s'agit

« Supposons qu'il s'agisse d'un cylindre creux
» de 12 pouces de longueur, de 1 pouce de dia-
» mètre intérieur, et de 1 pouce d'épaisseur tout
» autour de l'âme, en sorte que le diamètre exté-
» rieur soit de 3 pouces, et concevons ce cylindre
» hermétiquement et solidement fermé à ses deux
» bouts, au moyen de tampons vissés, à la ma-
» nière des culasses d'armes à feu portatives, ou
» de quelque autre manière convenable. Que ce
» cylindre creux soit plein de poudre, et que l'on
» mette le feu à celle-ci : le fluide élastique déve-
» loppé exercera des pressions égales dans tous les
» sens, sur des portions égales de la surface des
» parois latérales et des fonds. Cela posé, voyons
» d'abord quelle sera la force de résistance d'une
» portion déterminée, par exemple, de 1 pouce de
» longueur de ce cylindre, située au milieu, ou à
» égale distance des deux extrémités, en sorte
» qu'elle ne reçoive aucun accroissement de force
» de la part du fer situé au delà de l'action de la

d'un cylindre à base circulaire, et est plus petit encore pour toute autre forme de la section transversale. Nous renverrons les lecteurs désireux de s'éclairer à cet égard à la page 443 du tome 1er du *Résumé des leçons de mécanique pratique faites à l'École des ponts et chaussées*, par Navier. (Chez Bachelier, à Paris, quai des Augustins, n° 55.) Il est d'ailleurs aisé de voir qu'il est tout aussi facile de passer de ce qui a lieu dans un cylindre creux infiniment mince, à ce qui a lieu dans un cylindre d'épaisseur donnée, qu'il l'est de passer (comme le fait M. Treadwell), du cas d'une épaisseur finie au cas d'une épaisseur nulle. *(Note du traducteur.)*

» poudre que l'on considère. Le fluide contenu » dans cette portion annulaire de 1 pouce de longueur, présentera une surface de 1 pouce carré » sur une section faite dans sa masse suivant la » direction de l'axe; et la section de l'anneau mé- » tallique lui-même produite par le même plan » coupant sera de 2 pouces carrés. Nous avons » donc là la ténacité ou la force de cohésion de » 2 pouces carrés de fer, en opposition à une sec- » tion du fluide de 1 pouce carré seulement; et si » nous évaluons la ténacité du fer à 65,000 livres » par pouce carré, le cylindre ne sera rompu, dans » le sens de sa longueur, qu'autant que la force » expansive du fluide élastique excèdera 130,000 » livres par pouce carré. Concevons, en second » lieu, une section faite en travers de la longueur » du cylindre et du fluide. L'aire de la section du » fluide, proportionnelle au carré du diamètre du » cylindre creux, sera de 1 pouce circulaire, tan- » dis que l'aire dans la section entière, dont le dia- » mètre est de 3 pouces, sera de 9 pouces circu- » laires. Retranchant de ce dernier chiffre l'aire » de la section de l'âme, il restera 8 pouces, c'est- » à-dire que la surface de résistance ou de rupture » du fer sera huit fois plus grande que l'aire sur » laquelle la pression du fluide agit; tandis que » dans le cas de la rupture longitudinale, le fer » n'offrait qu'une surface double de celle du fluide.

« Si donc nous prenons, comme précédemment,

» 65,000 livres par pouce carré pour l'expression » de la ténacité du fer, on voit qu'il n'y aura rup- » ture sous l'effort du fluide qu'autant que la » pression de ce fluide sera de 520,000 livres par » pouce carré. En poussant plus loin cette analyse, » on trouverait que le rapport des deux surfaces » de résistance, dans les deux cas considérés, varie » avec le diamètre de l'âme et l'épaisseur des pa- » rois, mais sans jamais descendre au-dessous de » celui de 1 à 2 (1). Il y a donc, dans la question » qui nous occupe, un principe, ou plutôt un fait » de la plus haute importance, relativement à la » fabrication des bouches à feu d'une matière » quelconque qui présenterait des résistances dif- » férentes dans différentes directions; car, puis- » qu'une pièce construite dans les proportions ci- » dessus spécifiées posséderait, si la matière dont » elle serait formée offrait la même résistance dans » tous les sens, quatre fois autant de résistance à » la rupture transversale qu'à la rupture longitu- » dinale, il s'ensuit qu'une matière fibreuse qui » aurait quatre fois plus de résistance dans un » sens que dans un autre, donnerait une bouche à » feu d'égale résistance dans tous les sens, si les

(1) Le rapport de 1 à 2 est atteint à la limite inférieure de l'épaisseur du cylindre creux, c'est-à-dire, lorsque cette épaisseur est nulle ou infiniment petite. Il est d'ailleurs alors indépendant du diamètre de l'âme. (Voir une note de la traduction du mémoire de 1845, mentionnée dans la note précédente. *(Note du traducteur.)*

» fibres étaient disposées circulairement autour de » l'axe de l'âme. C'est ce fait qui donne aux ca- » nons de fusil à rubans ou tordus de tous les » genres la grande supériorité dont ils jouissent; » car dans ces canons, bien que la direction des » fibres ne soit pas précisément perpendiculaire à » l'axe de l'âme, elles l'entourent du moins en for- » mant des spires autour de lui, et présentant par » là obliquement la direction de leur plus grande » résistance, ce qui est incomparablement plus » avantageux que de la présenter longitudinale- » ment ou parallèlement à l'axe, comme cela a » lieu dans les canons de fusils ordinaires. »

L'exemple précédent suppose la capacité fermée d'une manière invariable à ses deux extrémités, et donne à la poudre plus de force qu'elle n'en exerce en réalité dans le service de l'artillerie, pour produire une rupture transversale, comparativement à celle qu'elle exerce pour produire une rupture longitudinale, même dans la région la plus rapprochée de la culasse; et comme c'est la masse entière du canon qui résiste à l'effort du recul, l'effort supporté dans toute autre partie diminue proportionnellement à la diminution de l'inertie, ou masse, depuis la culasse jusqu'à la bouche.

Je vais maintenant m'appuyer sur les faits et principes ci-dessus établis, pour donner quelques calculs destinés à mettre en parallèle la force d'un canon construit de la manière que j'ai décrite, et celle d'un canon fabriqué suivant les procédés ordinaires. Pour fixer les idées, considérons un canon de 14 pouces de calibre, lançant un boulet plein sphérique du poids de 374 livres, et ayant des parois de 14 pouces d'épaisseur, formées de 7 pouces de fonte de fer, et de deux viroles superposées de fer forgé de 3 pouces 1/2 chacune d'épaisseur. La couche extérieure de la partie en fonte de fer ne possédera, à cause de sa position, selon ce qui a été expliqué plus haut, que le quart de la force de la couche intérieure, ou de la force totale de cette matière, d'où il résulte que la force moyenne de la masse entière de cette partie sera réduite de moitié. Evaluant la force de la fonte de fer à 30,000 livres par pouce carré de surface, nous aurons $30,000 \times 1/2 = 15,000$ livres au pouce carré. Les deux parois opposées ayant ensemble une épaisseur de 14 pouces, donneront $15,000 \times 14 = 210,000$ livres pour la force de la fonte par chaque pouce de longueur. La force de la virole intérieure est réduite dans le rapport de 1 à une moyenne de 0,8. Prenant 60,000 livres pour la force du fer forgé, par pouce carré, nous aurons donc $60,000 \times 0,8 = 48,000$ livres par pouce; et comme les deux côtés opposés de cette première virole, formant ensemble l'épaisseur de 7 pouces, il viendra pour l'expression de sa force $48,000 \times 7 = 336,000$ livres. La virole extérieure doit avoir sa force réduite de 1 à 0,832 en moyenne, ce qui donne 49,920 livres par pouce, et par conséquent 349,440 livres pour les 7 pouces.

Récapitulant, nous avons pour chaque pouce de longueur :

Part du corps de canon en fonte de fer. . . .	210,000 livres.
Part de la virole en fer forgé intérieure. . . .	336,000
Part de la virole en fer forgé extérieure. . . .	349,440
	895,440 livres.

Le diamètre de l'âme étant de 14 pouces, il en résulte, pour l'expression de la résistance à opposer à chaque pouce carré du fluide de la poudre $\frac{895440}{14} = 63{,}960$ livres, ce qui revient à dire que le canon supportera une pression de 4,264 atmosphères (1).

La résistance à la rupture transversale au point le plus rapproché de la culasse sera, pour la part de la fonte, donnée par la ténacité non réduite de 30,000 livres au pouce carré sur toute l'étendue de la section transversale qui est de $28^2 - 14^2 = 784 - 196$ pouces circulaires, équivalant à 460 pouces carrés, ce qui fait : $30{,}000 \times 460 = 13{,}800{,}000$ livres. La section de l'âme est de 153 pouces carrés ; donc, $\frac{13800000}{153} = 90{,}196$ livres sera la résistance à chaque pouce carré du fluide, ce qui fait 26,236 livres par pouce carré de plus qu'il n'y en a pour la résistance à la rupture longitudinale ; excès qui

(1) En mesures anglaises et américaines, la pression moyenne de l'atmosphère, ou plus exactement parlant, la valeur conventionnelle de l'unité appelée *atmosphère* en mécanique pratique, est de 15 livres par pouce carré de surface. *(Note du traducteur.)*

reçoit même un accroissement de la part des viroles de fer forgé dont la couche intérieure est vissée sur la fonte, et dont la couche extérieure recouvre la première à joints croisés ; mais nous croyons inutile de tenir compte ici de cet accroissement de force, bien qu'il puisse avoir une certaine importance.

Nous avons maintenant à faire un calcul analogue pour un canon des mêmes dimensions que le précédent, mais entièrement coulé en fonte de fer. Prenant comme ci-dessus 30,000 livres au pouce carré pour expression normale de la force de cette matière, nous avons à la réduire, conformément aux lois précédemment expliquées, à un tiers ou à une moyenne de 10,000 livres par pouce carré ; et comme l'épaisseur des deux parois opposées forme un total de 28 pouces, nous aurons 10,000 × 28 = 280,000 livres pour la force totale et $\frac{280000}{14}$ = 20,000 livres pour chaque pouce de la pression du fluide, ou 1,333 atmosphères, ou encore $\frac{20000}{63900}$ c'est-à-dire moins de $\frac{1}{3}$ de ce que nous avons trouvé dans l'exemple précédent. Sous le rapport d'une rupture transversale, le canon coulé aura au contraire un grand excès de force sur le premier, mais excès de force que je serais tenté de qualifier d'inutile, attendu que je n'y découvre aucun avantage essentiel en pratique.

Il nous reste à chercher quel degré de force il est nécessaire d'imprimer à un boulet de 14 pouces de diamètre pour lui communiquer une vitesse de 1,600 pieds par seconde. Nous acquerrons une notion plus nette de ce degré de force, en l'évaluant par la hauteur que doit avoir une colonne fluide pour le produire. Supposons le boulet poussé par une colonne de la même matière que lui, laquelle dans le cas qui nous occupe serait une colonne de fonte de fer liquide. Nous aurons alors pour la hauteur cherchée h, (à cause de la formule $v=\sqrt{2gh}$ et de $2g=64$), $\frac{1600^2}{64}=\frac{2560000}{64}=40,000$ pieds. Mais on obtiendrait ainsi un jet formant un courant continu; supposons ce courant de 14 pouces de diamètre, et divisé perpendiculairement à sa longueur en une série de courts cylindres tous égaux en poids à un boulet de 14 pouces de diamètre, et ayant pour cela 9 pouces un tiers de longueur. Maintenant, en donnant à cette série de cylindres une vitesse de 1,600 pieds au moyen d'une colonne surajoutée, la force n'agira sur chaque cylindre que pendant le temps qu'il met à parcourir un espace égal à sa longueur, tandis que dans un canon l'action de la poudre se prolonge pendant le trajet du projectile dans toute la longueur de l'âme, mais avec une intensité variable, et il s'agit de tenir compte de ces différences. La loi de variation de la force de la poudre dépend d'abord de sa vivacité, qui dépend elle-même de sa composition, de la finesse du grain, de son plus ou moins de siccité et de la chaleur acquise par la pièce dans des tirs précédents; mais elle dépend surtout de la grandeur de la charge; et, en somme, nous ignorons la véritable loi de la variation pour chaque cas particulier, et les circonstances qui s'y rattachent. Le meilleur jugement, donc, que nous puissions porter sur cette question, se réduit à une approximation purement empirique. Seulement s'il ne nous est pas donné de découvrir la vérité en toute exactitude, nous pouvons, du moins assigner des limites entre lesquelles elle doit être contenue; et je crois en comparant ensemble les vitesses produites par différentes longueurs d'âme, les effets produits sur le canon lui-même en différentes parties de sa longueur, et divers autres sujets de comparaison; je crois, dis-je, que, pour le cas d'une charge de 80 livres de poudre, et d'une longueur d'âme de 112 pouces entre l'emplacement du boulet et la tranche de la bouche, on peut regarder l'effet total de la charge pendant tout le trajet du projectile dans l'âme, comme équivalent à celui de son maximum de force, agissant dans un espace compris entre les limites de la moitié au moins et des deux tiers de cette longueur. Mais, afin d'être sûr d'assigner le maximum assez haut, pour compenser les causes d'anomalies et d'erreurs accidentelles, je le prendrai suffisant pour produire une vitesse de 1,600 pieds par seconde, en le faisant agir dans un tiers de la longueur de l'âme, c'est-à-dire dans une longueur de 37 pouces un tiers, ou exactement quatre fois celle du cylindre équivalent au boulet. Alors, (à cause de la formule $v = \sqrt{fs}$), les 40,000 pieds ci-dessus donnés pour la hauteur de la colonne, deviennent $\frac{40000}{4} =$ 10,000 pieds ; (1) que si nous avions pris la force totale de la poudre égale à son maximum d'intensité, agissant dans les deux tiers de la longueur de l'âme, ou dans 74 pouces deux tiers, notre colonne aurait été de 5,000 pieds. Dans tout calcul de force de résistance à donner à des constructions, il convient d'évaluer à son maximum, la force active à laquelle il s'agit de résister.

Maintenant, puisqu'une barre de fonte de fer de 1 pouce carré de section transversale pèse 3,2 livres par pied de longueur, notre pièce aura à supporter une pression de $10,000 \times 3,2 =$ 32,000 livres par chaque pouce carré de surface, ou $\frac{32000}{15} = 2,133$ atmosphères, dans l'hypothèse d'une action totale de la poudre égale à son maximum de force agissant dans le tiers de la longueur de l'âme. Et si nous faisons l'action totale de la poudre égale à son maximum de force, agis-

(1) Ce résultat pouvait se déduire tout d'abord par la formule $\frac{v^2}{2gs} = f$ qui donne la force égale à 12,860 fois celle de la pesanteur terrestre. Mais j'ai mieux aimé suivre la marche détournée fondée sur la pression d'une colonne, dont le chiffre énorme de la hauteur à lui donner est plus propre à laisser dans l'esprit une impression durable.

(Note de l'auteur.)

sant dans les deux tiers de l'âme, la colonne de 5,000 pieds de hauteur, donne pour la pression 16,000 livres, ou 1,066 atmosphères. La pression ne saurait être moindre que ce dernier nombre, et, bien qu'elle ne puisse jamais arriver à atteindre le premier ou 2,133 atmosphères, il ne serait pas prudent de l'évaluer à moins toutes les fois qu'il s'agirait de pourvoir aux moyens d'y résister. Nous avons donc besoin d'une pression de 32,000 livres au pouce carré (2,249 kil. au centimètre carré) pour pouvoir imprimer à un boulet de 14 pouces (0 mèt. 356) de diamètre, une vitesse initiale de 1,600 pieds par seconde. Or, nous avons vu qu'un canon construit d'après les principes que j'ai proposés, serait capable de résister à une pression de 63,960 livres au pouce carré, c'est-à-dire près du double de celle qui est nécessaire pour produire la vitesse cherchée ; tandis qu'avec un canon construit tout en fonte de fer, suivant les procédés ordinaires, la force de résistance est limitée à 20,000 liv. au pouce carré, ou à moins des deux tiers de celle qui serait nécessaire pour obtenir la vitesse désirée.

Nous avons vu qu'un canon construit de la manière recommandée, quel qu'en soit le calibre, ayant des épaisseurs de métal égales au diamètre de l'âme, supporterait une pression de 63,960 livres, égale à très-peu près à celle d'une colonne fluide de fonte de fer de 20,000 pieds de hauteur.

Une telle force est égale à la moitié de celle qui serait nécessaire pour supporter une colonne capable d'entretenir au courant continu, animé d'une vitesse de 1,600 pieds par seconde. Supposons que l'on construise un canon de ce genre, du calibre de 30 pouces (0 mèt. 762), d'une longueur telle que le boulet y reçût les impulsions de la poudre pendant un trajet de 10 pieds (3 mèt. 048) dans l'âme, et que la somme de ces impulsions fût équivalente à une action constante de 4,266 atmosphères pendant un parcours de 40 pouces (1 mèt. 016). On reconnaîtra sur-le-champ à ces données qu'il imprimera la vitesse mentionnée de 1,600 pieds (488 mèt.) par seconde, soit à un cylindre de fonte de $\frac{40}{2} = 20$ pouces de longueur et de 30 pouces de diamètre, soit à un boulet plein, massif, de même diamètre et de même poids, c'est-à-dire pesant 3,670 livres (1,664 kil.). Or, dans de telles conditions même, la résistance calculée de notre canon suffirait, je veux dire qu'elle le mettrait à même de supporter l'énorme charge de poudre capable d'imprimer au projectile la vitesse de 1,600 pieds (488 mèt.) par seconde (1).

(1) L'auteur, conséquemment à une première omission qu'il a faite, et que j'ai signalée dans une note précédente (pages 24 et 25) néglige ici de prendre en considération une différence essentielle qu'il y aurait dans la qualité de la fonte entre son canon de 30 po. ayant des parois de 30 po., moitié fonte et moitié fer forgé, et son précédent canon de 14 po. de construction analogue. En effet, tandis que le

Bien que les dimensions assignées à un tel canon soient peut-être hors des limites possibles de la pratique, il nous a semblé que la considération de ce dernier exemple de perfectionnement théorique était de nature à stimuler des essais pour en approcher. Un boulet du poids d'un tonneau (1,000 kil.), par exemple, lancé à des distances telles que 6 milles (9 à 10 kil.), serait certainement un résultat digne d'un grand effort, ne fût-ce qu'au point de vue du développement donné à la mécanique industrielle.

Le tableau suivant indique les pressions que les diverses espèces de canons sus-mentionnés peuvent supporter, d'après le calcul, ainsi que celles qui sont nécessaires pour obtenir de chacun d'eux une vitesse du boulet de 1,600 pieds (488 mèt.) par seconde. La dernière colonne montre quel est pour

corps en fonte de ce dernier n'aurait que 28 po. (0 m. 71) de diamètre, le corps en fonte du premier en aurait 44 (1 m. 12), différence énorme et bien capable de changer complétement la nature de la fonte, si l'on n'y avait pas égard par quelqu'un des moyens signalés dans la note ci-dessus mentionnée. *(Note du traducteur.)*

chacun le rapport entre la résistance nécessaire et la résistance de fait.

	NOMBRE D'ATMOSPHÈRES		Rapport du second nombre au premier.
	que les pièces sont capables de supporter.	que les pièces doivent pouvoir supporter.	
Canon cerclé lançant un boulet de 14 po. (0m356)...	4266	2133	100 : 200
Canon de fonte de fer lançant un boulet de 14 pouces (0m356)................	1333	2133	100 : 62
Canon de fonte de fer de 32 (30 franç.) ayant 6 po. 1/4 (0m159) d'épaisseur.......	1333	920	100 : 142
Canon cerclé de 30 pouces (0m762) de diamètre.......	4266	4266	100 : 100

On voit dans ce tableau qu'une pièce ordinaire de 32 (30 français), en fonte de fer, par cela même qu'elle n'a que 42 pour cent d'excédant de résistance sur celle qu'elle doit pouvoir opposer, est de nature à inspirer moins de confiance dans le service qu'un canon cerclé de 14 pouces (0 mèt. 36). On rappelle ici que les nombres inscrits dans la deuxième colonne, comme indiquant les résistances nécessaires, représentent les extrêmes limites de force que peuvent exercer les charges à employer pour produire la vitesse de 1,600 pieds (488 mèt.) par seconde.

Mon principal objet, dans ce mémoire, a été de faire connaître un mode de construction, au moyen duquel, avec les matériaux dont nous pouvons disposer, et les connaissances que nous possédons, il serait parfaitement praticable de faire des canons de grandes dimensions capables de satisfaire aux exigences du service. Une conséquence qui en découle presque naturellement, est que le même mode de construction serait aussi le meilleur possible pour les canons de moindres calibres, et qu'en l'adoptant, outre l'avantage de rendre praticable l'usage de canons de dimensions énormes, on y trouverait encore en l'appliquant aux canons de moindres calibres, celui de rendre presque impossible leur rupture avec éclatement. S'il était nécessaire de mêler le mot de *dépense* à une discussion sur le but à atteindre, je *dirais*, en connaissance de cause, que dans tout établissement, possédant un bon atelier de machines de fabrication, la différence de prix entre les canons perfectionnés et les canons ordinaires de fonte de fer, serait tout à fait insignifiante pour la nation.

Je m'abstiens de toucher à la question des différentes formes à donner aux âmes et aux projectiles, quoique je sois persuadé qu'on en viendra un jour à substituer aux projectiles pleins sphériques aujourd'hui en usage, des projectiles de quelque forme cylindro-conique, allégés à l'arrière par quelque cavité, et munis peut-être de rainures hélicoïdes destinées à faire naître un mouvement de rotation par l'action de l'air (*from the air*) (1).

Je laisserai pareillement de côté toute description d'appareils propres à modérer le recul par le moyen du frottement, bien qu'il fût nécessaire d'y recouvrir pour l'entier développement des avantages de la forme de canon que j'ai signalée.

Mais il est une question dont je ne crois pas devoir négliger de dire quelques mots à propos du sujet de ce Mémoire, je veux parler d'un certain effet très-important de la force d'explosion, qu'aucune théorie n'indique *à priori*, effet si variable et si incertain dans sa grandeur, qu'il ne peut être apprécié que par une observation attentive de ses conséquences pratiques sur les pièces, et qui, à moins de se prémunir contre lui, obligerait à modifier essentiellement les conclusions que j'ai présentées.

L'effet auquel je fais allusion est connu des artilleurs sous le nom de *logement du boulet*. Il se manifeste d'abord à la paroi inférieure de l'âme, au point même touché par le boulet avant le tir. On le reconnaît mieux dans les pièces de bronze tendre ou de fer forgé; là, il se montre sous la forme d'une légère impression produite par la sur-

(1) L'idée d'imprimer à des projectiles allongés un mouvement de rotation autour de leur axe, par une action de l'air atmosphérique sur des parties creusées ou contournées en hélices a été plusieurs fois l'objet d'expériences faites au polygone de Vincennes, mais aucune de ces expériences n'a jamais été couronnée par le moindre succès.

(*Note du traducteur.*)

face inférieure du boulet; cette impression augmente progressivement avec le nombre des coups tirés, et devient enfin assez profonde pour dévier le boulet de bas en haut au moment de son départ, et le faire rencontrer la paroi supérieure de l'âme où il se produit, par le choc, une nouvelle impression, située beaucoup en avant de la première, et consécutivement une troisième plus avancée encore et située à la paroi inférieure. Ces impressions ou battements vont continuellement en augmentant en nombre dans leurs dimensions, jusqu'à ce qu'à la longue il se forme des renflements à la surface extérieure de la pièce, laquelle devient ovale près de la bouche, et est enfin mise hors de service.

On n'a attribué d'autre cause à la formation du logement du boulet ici décrit, que la pression exercée de haut en bas par le courant du fluide élastique de la poudre, s'échappant à la partie supérieure du boulet, par la lunule produite en cet endroit par le vent, quand le boulet repose sur la paroi inférieure de l'âme. Il doit en effet se produire en cet endroit un courant considérable, non-seulement de fluides élastiques, mais encore de grains de poudre non brûlés; et la pression de haut en bas qui doit en résulter, peut indubitablement l'emporter sur celle qui se produit dans le sens inverse sur la surface inférieure du boulet, jusqu'à donner lieu à une certaine impression à la partie inférieure de l'âme. Toutefois, je suis porté à attribuer la formation du logement de boulet en très-grande partie, sinon uniquement, à l'effet de compression de l'hémisphère postérieur du boulet contre l'hémisphère antérieur, sous l'énorme impulsion qu'il reçoit au moment de l'explosion, compression ayant pour effet d'agrandir toutes les sections transverses du boulet perpendiculaires à l'axe de l'âme. Le forgeur produit à volonté un changement analogue de forme dans la barre de fer qu'il travaille : il lui suffit pour cela de frapper avec son marteau sur l'extrémité de sa barre, opération connue sous le nom de *refoulement* (*Upsetting*). Cet agrandissement transversal du boulet doit produire une impression sur le point de la paroi inférieure de l'âme sur lequel il porte, et suffit à mon avis, pour rendre compte de l'ensemble des suites fâcheuses qui en découlent (1).

(1) Cette idée de M. Treadwell ne me semble pas de nature à soutenir un examen tant soit peu approfondi. En effet, même en admettant comme un fait la compression du boulet et l'agrandissement de toutes ses sections perpendiculaires à l'axe, il faudrait encore pour qu'il pût en résulter une percussion quelque peu sensible sur la paroi inférieure de l'âme, que l'agrandissement du diamètre vertical allât jusqu'à amener son extrémité supérieure jusqu'à choquer plus ou moins violemment contre la paroi supérieure, ce qui paraît tout à fait inadmissible à cause de la grandeur du vent, même dans les pièces neuves. Du moment que l'extension du diamètre vertical peut se faire librement, la cause de

Cette manière d'envisager la question a pour elle la forme même du logement qui consiste d'abord en une simple impression étroite, correspondant exactement à un très-petit segment du boulet, et nullement en avant du point précis touché par celui-ci, avant le tir. Il a donc exactement la forme et l'emplacement d'une impression produite par un agrandissement subit du boulet, suivi d'un retour non moins subit à sa figure primitive en raison de l'élasticité de sa matière ; tandis que si le logement était un effet dû à la pression du fluide sur la surface supérieure du boulet, il devrait avoir la forme d'un canal allongé ne finissant que près de la bouche au fur et à mesure de la diminution de la pression (1). D'ailleurs, le logement est plus considérable quand on met en arrière

percussion sur la paroi inférieure de l'âme qui peut en dériver, se réduit à si peu de chose qu'il paraît tout à fait inutile de s'y arrêter, d'autant plus que la question en elle-même est tout à fait dénuée d'intérêt pratique, ainsi que l'auteur le fait remarquer plus loin.

(1) L'auteur, dans cette partie de son raisonnement, oublie de tenir compte de la réaction de la matière du canon sur le boulet, réaction qui peut être de plusieurs sortes, selon que cette matière est plus ou moins dure ou plus on moins molle, plus ou moins tenace ou plus ou moins élastique. Ce n'est pas ici le lieu de développer la pensée qui m'occupe en faisant cette observation ; mais elle suffira, je pense, pour faire comprendre qu'il y a quelque chose de plus à dire sur la question du logement et des battements du boulet que ce que l'auteur en a dit. Il y aurait aussi lieu d'exprimer le regret d'un manque de détails sur plusieurs des choses dont il parle, et notamment sur la manière dont il observait ses

du boulet (*behind the ball*) un valet dur fait en fil de caret provenant de vieux cordages défaits. Or, un tel valet doit au moins diminuer jusqu'à un certain point la perte de fluide par le vent, et partant, diminuer la pression de haut en bas; tandis que violemment chassé contre la convexité postérieure du boulet, son action est toute en faveur de l'élargissement transversal ou refoulement précédemment décrit.

Les canons en fonte de fer, ne sont pas, en raison de la dureté de leur matière, autant sujets à la formation du logement de boulet, parce que cette matière n'étant pas malléable, ils ne sont pas susceptibles de prendre aucun changement permanent de forme avant la rupture. Avec ces pièces, donc, les battements du boulet répétés pendant quelques centaines de coups désagrègent les parois qui cèdent à la longue tout à coup et volent en éclats.

Il est aisé de voir que quelle que soit celle des deux causes que j'ai indiquées, à laquelle on veuille attribuer la formation du logement de boulet, le moyen de la prévenir est des plus simples et des plus aisés. Il s'agit en effet tout uniment de faire en sorte que le boulet ne touche immédiate-

logements de boulet, pour ne pas confondre la mesure de leur profondeur avec celle des accroissements de diamètre de l'âme, qui pouvaient avoir lieu en cet endroit par le seul effet de la force expansive de la poudre.

(*Note du traducteur.*)

ment l'âme par aucun point, au moment de l'explosion de la charge, et que le vent soit uniformément réparti autour de sa circonférence. Ce résultat peut s'obtenir avec toute certitude en enveloppant le boulet dans un sac de feutre ou d'une forte étoffe de laine, muni d'une pièce additionnelle à sa partie inférieure pour compenser l'effet du poids du boulet en cet endroit. Il semble impossible, qu'avec une telle disposition le boulet recevant l'impulsion de la poudre sur tous les points de sa surface postérieure symétriquement autour de l'axe, puisse toucher la pièce pendant son trajet autrement que sous de très-petits angles (1).

(1) Mes observations sur le logement de boulet ont été faites sur des canons de fer forgé. J'ai construit de 1841 à 1845 plus de 20 canons de cette matière. Tous ont été composés avec des anneaux ou courts cylindres creux, soudés ensemble bout à bout. Chaque anneau avait été formé de barres roulées en spires jointives, comme on ferait d'un ruban sur un rouleau (*upon a block*), et soudées ensemble et façonnées en..... (*dies*); on les réunissait alors bout à bout, après les avoir chauffées dans un fourneau à la chaleur soudante, puis pressées ensemble dans un moule au moyen d'une presse hydrostatique de la force de 1,000 tonneaux (1,015,616 kil.). Ayant reconnu dans les premiers temps de cette fabrication que la mollesse du fer forgé était un défaut sérieux, j'ai composé ceux que j'ai faits plus tard avec un doublage intérieur en acier, ce que j'obtenais en roulant les barres de fer forgé sur un anneau d'acier fait préalablement. Huit de ces canons du calibre de 6 (2 kil. 72), ont été exécutés d'après le modèle ordinaire des canons de bronze des Etats-Unis, et onze étaient des canons de 32 (14 kil. 51) de 80 pouces (2 mèt. 03) environ de longueur d'âme, et du poids de 1,800 livres (816 kil.). Six des canons de 6, et quatre de ceux de

A moins d'adopter ce remède ou quelque autre de même efficacité, il faudrait désespérer de pouvoir jamais réaliser un accroissement quelque peu

32, avaient été fabriqués pour les Etats de l'Union. Tous ont été soumis aux plus rudes épreuves. L'une des pièces de 6 a supporté 1,560 coups en commençant avec les charges de service, et finissant por 10 coups à la charge de 6 livres de poudre et 7 boulets, sans en éprouver aucune dégradation essentielle. Il a fallu pour détruire l'un des canons de 32 une succession de charges croissantes finissant par 14 livres (6 kil. 348) de poudre et 5 boulets, bien que le poids de la pièce ne fut que de 60 fois le poids de son projectile. Si jamais une de ces pièces est détruite par l'effet de son propre tir, la destruction commencera par un logement de boulet.

C'est dans le cours d'un tir d'épreuve avec le canon de fer forgé mou, que j'ai eu l'occasion d'observer la formation et les progrès du logement; et cela m'a conduit à l'expérience de placer le boulet dans un sac, comme je l'ai recommandé dans le texte. Mes expériences n'ont pas été assez étendues et variées pour m'amener à une conviction certaine que le mal pourrait être complétement prévenu par ce moyen; mais elles ont suffi à faire naître en moi la confiance que ce résultat pourrait être obtenu, n'ayant pu découvrir depuis l'emploi du sac, ni aucune nouvelle formatiou de logement ni acun accroissement d'un logement préalablement formé.

Je ne saurais abandonner la question des canons de fer forgé sans ajouter un mot au sujet des dernières tentatives faites et encore en cours d'essai en Europe pour fabriquer des canons de cette matière par le procédé du forgeage en paquet au moyen d'un marteau-pilon *(by the process of fagoting and piling)*. Je regarde ce procédé comme une étrange illusion d'ingénieurs mécaniciens (*as a strange engineering delusion)*. Qu'un homme du monde, s'occupant par goût de mécanique, mais ne connaissant les propriétés du fer que parce qu'il en a lu dans les livres, s'abuse jusqu'à espérer d'utiles résultats de tels essais je le conçois. Mais que des

considérable des dimensions des canons ; car un métal dur comme une enclume faiblirait à la longue sous les chocs répétés d'un boulet de 12 pouces de diamètre, non enveloppé. Ainsi, tout en admettant la possibilité d'exécuter et de mettre en service nos canons cerclés, nous n'en recommanderions pas moins comme une précaution essentielle de leur durée, celle d'y employer toujours attentivement les moyens propres à prévenir la formation des logements de boulet (1).

hommes pratiques, connaissant le travail du fer, puissent nourrir l'espoir de forger de bons canons de fer par les mêmes procédés qui servent à confectionner les arbres tournants de cette matière, c'est pour moi un triste indice de l'état actuel de nos connaissances à l'égard du fer.

(*Note de l'auteur.*)

(1) L'emploi des bouchons, des valets, des sabots, des sacs, etc., pour la plus longue conservation des pièces, est malheureusement une source d'inconvénients graves tels que complication du service, embarras des approvisionnements, des transports, etc. Eviter ces inconvénients est donc un but qu'il serait fort désirable de pouvoir atteindre. L'auteur de cette note a quelque lieu de croire qu'on l'atteindrait immédiatement dans l'emploi des canons de bronze fabriqué selon les principes qu'il a exposés depuis longtemps, et même en suivant purement et simplement les procédés qu'il a décrits pour les premiers essais de leur application. Malheureusement, il ne lui a pas encore été donné jusqu'ici de pouvoir constater par des expériences directes, ni la justesse et l'importance de ces principes, ni la facilité qu'il y aurait à les mettre en pratique. (*Note du traducteur.*)

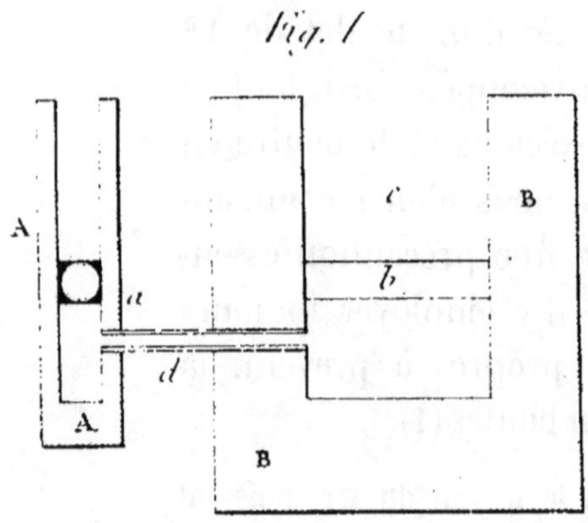
Fig. 1
A
a
c
B
b
d
A
B

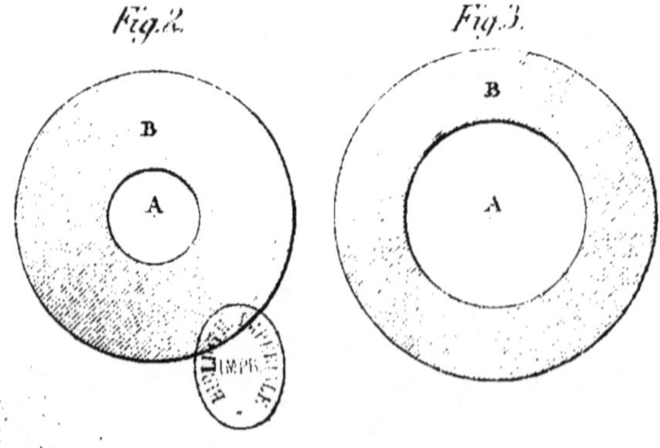
Fig. 2.
B
A
Fig. 3.
B
A

IMPRIMERIE DE MUNZEL FRÈRES, A SCEAUX.

www.ingramcontent.com/pod-product-compliance
Lightning Source LLC
LaVergne TN
LVHW050433160826
845677LV00002BA/696

* 9 7 8 2 3 2 9 6 7 6 3 8 8 *